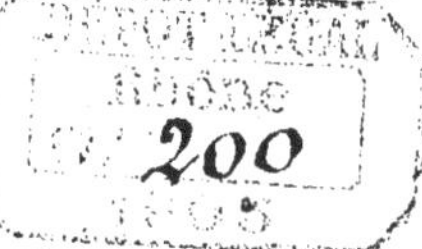

Prix 1f,25

Dr Raoul LEFÈVRE
Elève de l'Ecole du Service de Santé Militaire

De la valeur des Inhalations d'oxygène dans le Traitement de la Chlorose

LYON. — IMP. A. REY

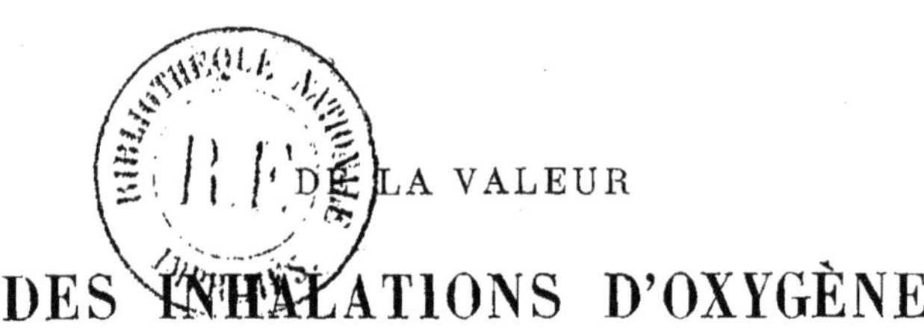

DE LA VALEUR
DES INHALATIONS D'OXYGÈNE
DANS LE
TRAITEMENT DE LA CHLOROSE

DE LA VALEUR

DES

INHALATIONS D'OXYGÈNE

DANS

LE TRAITEMENT DE LA CHLOROSE

PAR

Le Dr Raoul LEFÈVRE

Élève de l'École du Service de Santé Militaire

LYON

A. REY & Cie, IMPRIMEURS-ÉDITEURS DE L'UNIVERSITÉ

4, RUE GENTIL, 4

1904

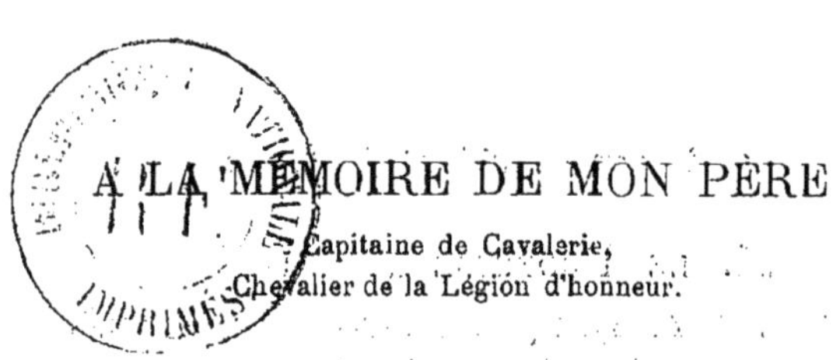

A LA MÉMOIRE DE MON PÈRE

Capitaine de Cavalerie,
Chevalier de la Légion d'honneur.

A MA MÈRE

Témoignage de notre profonde reconnaissance.

MEIS ET AMICIS

A mon Président de Thèse

M. le Professeur SOULIER

Professeur de Thérapeutique à la Faculté de Médecine de Lyon,
Médecin Honoraire des Hôpitaux.

A M. le Professeur-Agrégé PIC

Médecin des Hôpitaux.

INTRODUCTION

En même temps qu'il découvrait l'oxygène, au mois d'août 1774, Priestley, le premier, songeait à employer ce gaz en thérapeutique, après de remarquables expériences sur ses effets physiologiques. Il poussa même le scrupule jusqu'à expérimenter sur lui-même, ainsi que nous le montrent les lignes suivantes :

« Mon lecteur ne sera pas surpris qu'après avoir déterminé la bonté supérieure de l'air déphlogistiqué par la vie des souris, et par les autres épreuves que j'ai rapportées ci-dessus, j'ai eu la curiosité de la goûter moi-même. J'ai satisfait ma curiosité en la respirant avec un siphon de verre, et, par ce moyen, j'en ai réduit une grande jarre pleine à l'état d'air commun. Mais il me sembla ensuite que ma poitrine se trouvait singulièrement dégagée et à l'aise pendant quelque temps. Qui peut assurer que, dans la suite, cet air pur ne deviendra pas un objet de luxe très à la mode. Il n'y a eu jusqu'ici que deux souris et moi qui ayons eu le privilège de le respirer. »

Si l'oxygène ne devint pas un objet de luxe comme le prédisait le grand chimiste anglais, nul corps ne fut plus étudié par la suite, nul agent thérapeutique surtout, ne souleva pareil enthousiasme. Il eut tour à tour ses admirateurs et ses détracteurs passionnés, les uns et les autres oubliant trop souvent les sages conseils de Priestley et de Lavoisier.

Ces polémiques, dont l'historique ne saurait avoir sa place ici, eurent, comme toute discussion... scientifique, le grand avantage de nous éclairer pleinement sur les avantages thérapeutiques de l'oxygène.

Plus tard, en pénétrant jusque dans l'intimité mystérieuse des cellules, la chimie biologique mettait en lumière le grand rôle physiologique de l'oxygène. Et, poussant l'analyse jusqu'à son dernier terme, — si toutefois il y a un dernier terme lorsqu'on analyse les phénomènes organiques — elle a pu dire que la vie n'était qu'une oxydation. La science moderne démontrait ainsi que le vieil « air déphlogistiqué » de Priestley, un peu empiriquement employé jadis, répondait parfaitement à un besoin de l'organisme. C'est ainsi que, chaque jour, les hommes découvrent avec peine d'anciennes vérités.

Il est à peine utile de dire combien les indications thérapeutiques de l'oxygène sont vastes : elles se déduisent d'ailleurs, des effets physiologiques de ce gaz. Si bien qu'un observateur superficiel serait tenté de dire, avec M. de Lavaysse, que l'oxygène, « élément primordial de la vie, excitant, tonique, stimulant l'hématose, ranimant la chaleur animale, remontant les forces, vivifiant l'individu, peut servir d'auxiliaire à toute autre médication sans nuire à aucune. »

Bien qu'une pareille généralisation ne soit pas de mise, l'oxygène eut des fortunes tellement diverses, tant d'affections sollicitèrent son emploi, qu'étudier complètement son rôle en médecine serait une entreprise au-dessus de nos forces, et qui dépasserait de beaucoup le cadre relativement modeste d'une thèse.

Nous avons donc cherché, parmi les multiples effets thérapeutiques de ce gaz, un point qui nous parut plus particulièrement intéressant. C'est ainsi que nous fûmes amenés, sur les conseils de M. le professeur agrégé Pic, à rechercher l'influence des inhalations d'oxygène sur certaines maladies du sang et plus particulièrement sur la chlorose.

Avant de commencer ce travail, nous tenons à remercier M. le professeur agrégé Pic des excellentes leçons cliniques qu'il voulut bien nous donner dans son service de l'Hôtel-Dieu, et de la constante bienveillance qu'il nous témoigna.

M. le professeur Soulier nous fait le très grand honneur de présider cette thèse ; nous le prions d'accepter ici nos plus vifs remerciements.

DE LA VALEUR

DES INHALATIONS D'OXYGÈNE

DANS LE

TRAITEMENT DE LA CHLOROSE

CHAPITRE PREMIER

HISTORIQUE

Ce ne fut pas tout d'abord aux maladies du sang que songèrent les premiers expérimentateurs de l'oxygène ; la phtisie pulmonaire et toutes les affections respiratoires où le champ de l'hématose est diminué devaient logiquement tenter leurs efforts. De 1774, époque à laquelle Priestley découvrit l'oxygène, jusqu'en 1789, on trouve une quantité d'observations intéressantes sur ce sujet. Mais il faut arriver aux remarquables travaux de Fourcroy pour voir s'étendre un peu l'action thérapeutique de l'air vital.

Dans son *Mémoire sur l'application de la chimie à l'art de guérir*, publié en 1798; il s'exprime en ces termes : « Je désire une révolution, sans doute, dans la théorie de la médecine, je l'appelle par mes vœux, je l'annonce depuis quinze ans dans mes leçons, je la proclame dans tous mes ouvrages ; j'en aiderai de tous mes pouvoirs, de toutes mes facultés, la naissance, mais je veux une révolution sage, lente, réfléchie, etc., etc. »

Nous ne discuterons pas les idées de cet auteur ; elles reflètent l'enthousiasme d'une époque que les prodiges n'étonnaient plus. Quelque intéressantes que soient ses opinions scientifiques, nous n'envisagerons ici que le point de vue particulier qui nous intéresse.

Fourcroy pensait que l'oxygène portait « l'incendie dans les vaisseaux pulmonaires en y versant un torrent de chaleur », que l'air vital était contre-indiqué dans toutes les maladies « où la chaleur et le mouvement sont trop énergiques, et pourrait être utile dans toutes les affections caractérisées par la sensation du froid et la lenteur des mouvements ».

Il en a vu les bons effets dans la chlorose des jeunes filles, les affections scrofuleuses des enfants et beaucoup d'autres maladies dont l'énumération serait fastidieuse. Là s'arrêtent les seules données scientifiques que nous ait laissées Fourcroy sur le traitement de la chlorose : elles ont tout le vague d'une ébauche. Les élèves du maître exagérèrent encore ses idées, si bien que ce dernier en était arrivé, vers la fin de sa vie, à bannir complètement l'oxygène de la thérapeutique.

C'est en Angleterre qu'il nous faut aller chercher un nouvel et consciencieux observateur qui se cantonnât uniquement dans le domaine de l'expérience. Beddoës et son ami James Watt publièrent à Londres en 1796 un ouvrage intitulé *Considération sur les airs factices et leurs effets médicinaux*. Il est intéressant de constater que Beddoës rejette complètement l'oxygène dans la guérison de la phtisie pulmonaire, influencé par les expériences de Dumas de Montpellier qui, en 1792, prétendait avoir reproduit les lésions de la phtisie chez un chien par les inhalations d'oxygène.

Un excellent esprit critique guida les recherches de cet auteur : il observa que, dans la chlorose, le sang est, jusqu'à un certain point, privé de l'élément qui lui donne sa couleur et sa consistance naturelles, et qui entretient l'action des vaisseaux destinés à le porter dans toutes les parties du corps. La pâleur, la langueur des malades, la fatigue et l'oppression qu'elles éprouvent au moindre mouvement, la suppression des règles étaient des indications de l'emploi de l'oxygène qui, dans beaucoup de cas, rendaient de grands services.

Beddoës expérimenta sur un grand nombre de maladies ; la lèpre, la chlorose, l'asthme, le scorbut, le cancer furent traités par l'oxygène, ainsi que beaucoup d'autres affections, parmi lesquelles, certaines comme les maladies vénériennes et l'hydrocéphalie semblent peu justiciables d'une pareille thérapeutique. L'asthme et la chlorose l'occupèrent principalement, il obtint d'excellents résultats dans ces deux cas. C'est donc à bon droit que nous nous sommes arrêtés un peu longuement sur lui. Nous citons d'ailleurs, dans le cours de ce travail, une curieuse observation d'un élève de cet auteur.

Beddoës mourut en 1808, et son œuvre ne fut pas continuée. Pendant de longues années, l'oxygène fut abandonné comme agent thérapeutique. Ce fut, sans doute, à cause des accidents nombreux qui vinrent effrayer les médecins moins avertis et surtout moins prudents que l'auteur anglais dans le traitement de la phtisie pulmonaire. Il faut arriver jusqu'en 1826 où nous trouvons dans les *Archives Générales de Médecine* 1re série, 4me année, t. X, une note brève de Millingen, médecin anglais, dans la séance de l'Académie royale de médecine du mois de février. En faisant prendre l'oxygène à la dose de six à huit bouteilles par jour, il en a retiré d'heureux effets dans la chlorose, les leucorrhées atoniques, les engorgements des viscères abdominaux, les ascites, l'asthme.

Divers auteurs, parmi lesquels Broughton, Doyère, Magendie, Broussais, étudièrent ensuite l'oxygène sans avoir de résultats bien favorables.

En octobre 1848, M. de Smythère fit à l'Académie des Sciences une communication sur l'emploi du gaz oxygène dans le choléra. Il en proposa également l'emploi dans l'asthme suffocant, les affections pulmonaires, apyrétiques et nerveuses où le sang ne peut facilement s'hématoser, dans la cyanose, la chlorose, l'anémie consécutive aux grandes hémorragies. Mais ce fut surtout Demarquay qui, en 1866, dans son *Essai de pneumatologie médicale* réhabilita l'oxygène au point de vue thérapeutique. Son chapitre sur l'emploi de ce gaz présente, sous une forme souvent agréable, les idées les plus clairement scientifiques. Bien que nous ne partagions pas sa manière de voir à tous les points de vue, nous ne pouvons qu'admirer ici l'esprit critique qui conduisit ses recherches. Plus éclectique que Fourcroy, plus documenté que Beddoës, il comprit que les effets physiologiques d'un corps ne pouvait pas se déduire toujours des expériences de laboratoire.

Ce court exposé historique ne nous permet pas de

faire le résumé de l'étude de Demarquay ; nous aurons d'ailleurs à y revenir au cours de ce travail. Nous citerons simplement quelques lignes relatives à notre sujet [1]

« Que faisons-nous pour remédier à cet état (état chlorotique) ? Nous prescrivons le fer, les aliments réparateurs, mais ceux-ci ne peuvent remplir le but que l'on veut atteindre qu'à la condition d'être brûlés par l'oxygène. Tout le monde sait que l'anémie et même la chloro-anémie, se trouvent infiniment mieux traitées si l'on ajoute à la médication indiquée plus haut l'exercice au grand air, au bord de la mer ».

« L'oxygène peut rendre de très grands services dans le traitement de l'anémie, et de la dyspepsie liée à l'anémie. Je n'ai point eu l'occasion à l'hôpital de donner l'oxygène dans ce cas : cela se comprend, n'ayant point de service médical à diriger ; je n'ai donc le plus souvent administré l'oxygène dans l'anémie et dans la dyspepsie, que comme moyen de combattre ces deux complications d'états pathologiques plus où moins graves. Mais, dans ma pratique privée, je l'ai plusieurs fois administré avec grand succès ».

Si intéressantes que soient les observations de Demarquay, ellés n'avaient pas encore toute la rigueur scientifique que devait leur donner plus tard M. le professeur Hayem. C'est à lui que revient l'honneur d'avoir étudié pour la première fois les effets de l'oxygène sur les globules rouges, et sur l'hémoglobine dans la chlorose.

Le 31 mai 1879, M le professeur Hayem communi-

[1] *Essai de Pneumatologie médicale*, p. 717 et 718.

quait à la Société de biologie une note sur de nouvelles recherches faites principalement sur des jeunes filles chlorotiques. Comme on lui avait fait l'objection que les ferrugineux actifs n'avaient qu'une influence excitante sur les malades atteints de chlorose, qu'ils ne servaient que de stimulants de l'appétit, et que le fer absorbé était uniquement emprunté aux aliments, il eut l'idée, en imitant la conduite de Demarquay, de soumettre les chlorotites aux inhalations d'oxygène. En stimulant ainsi leur appétit et en ne leur faisant prendre que des aliments riches en fer, il démontra que ce moyen était insuffisant à lui seul, et que le fer avait bien réellement une action spécifique.

« Lorsque, dans ces conditions, on fait respirer de l'oxygène (à l'aide de l'appareil de M. Limousin par exemple), à la dose de à peu près 10 litres par jour, en deux ou trois séances, on ne tarde pas à obtenir un amendement notable, puis bientôt la disparition des phénomènes dyspeptiques.

« Les vomissements cessent, l'appétit renaît, et au bout de quelques jours, les malades acceptent une alimentation très substantielle.

« L'état général s'améliore, le teint des malades se colore un peu et, pourtant, l'examen du sang fait constater que, malgré cette activité nutritive, les altérations des hématies ne sont pas modifiées. Le nombre des globules est presque toujours accru, mais les altérations individuelles de ces éléments persistent. »

Le 2 mai 1881, le professeur Hayem fait une nouvelle communication à l'Académie des sciences sur les effets physiologiques et pharmacothérapiques des inhalations d'oxygène. Il constate qu'elles exercent sur le sang une action très nette, en augmentant le nombre des globules rouges, et en élevant de 5 à 10 pour 100 le contenu de ces derniers en hémoglobine. Mais ces effets sont très passagers.

« Cependant, ajoute-t-il, ces inhalations n'en constituent pas moins un auxiliaire utile du traitement de la chlorose par les ferrugineux ».

Et, enfin dans ses *Leçons sur les modifications du sang sous l'influence des agents médicameuteux*, il adopte les mêmes conclusions que dans les notes précédentes.

Un autre maître, le professeur Dujardin-Baumetz, dans son *Traité de clinique thérapeutique*, s'exprime ainsi :

« Ces inhalations d'oxygène vous rendront de très grands services, lorsque vous aurez affaire à des chloroses compliquées de troubles digestifs qui existent malheureusement trop souvent, et où l'on rencontre de l'anorexie tenace et des vomissements fréquents.

Enfin, en 1897, dans un rapport présenté à la Société d'anatomie et de physiologie, le 13 décembre 1897, M. Hervé, interne des hôpitaux de Bordeaux, établit par plusieurs observations très documentées l'influence incontestable des inhalations d'oxygène dans le traitement de la chlorose.

CHAPITRE II

ETUDE CLINIQUE DE LA CHLOROSE

Nous n'avons pas l'intention de faire ici une étude approfondie de la chlorose ; d'autres plus autorisés nous ont précédé dans cette voie, et tel n'est pas, d'ailleurs, le but de ce travail. Aussi, glisserons-nous rapidement sur les symptômes, sur les discussions pathogéniques, pour nous arrêter plus longuement sur l'anatomie pathologique. Toute intervention thérapeutique doit, en effet, avoir une base pathologique certaine, si elle ne veut pas tomber dans un empirisme regrettable. Et, bien que les inhalations d'oxygène aient amélioré considérablement certains symptômes de la chlorose, tels que les vomissements par exemple, nous ne devons pas perdre de vue, que nous étudions surtout leurs effets sur la principale lésion, sur la lésion sanguine.

Les notions que nous possédons sur la chlorose sont de date relativement récente. Longtemps, cette maladie resta comprise dans le groupe complexe des anémies. C'est seulement dans la seconde moitié du siècle dernier, au moment où l'hématologie prit naissance, où les études anatomo-pathologiques se précisèrent davantage, que l'on isola la chlorose des maladies voisines, pour en faire une entité morbide assez distincte.

« La chlorose, dit M. Luzet, est une anémie de la puberté spontanée, préparée par une tare héréditaire de dégénérescence de la nutrition, soit latente, soit exprimée par des hypoplasies organiques : anémie occasionnée par toutes les conditions susceptibles de rompre l'équilibre entre la formation globulaire demeurée normale et la déglobulisation qui est exagérée, d'où résulte une perte d'hémoglobine, telle que les globules rouges néo-formés sont incapables d'acquérir la taille et la résistance des globules normaux. »

Cette définition très complète a l'inconvénient de manquer un peu de clarté, et nous dirons plus simplement que la chlorose est une anémie de la puberté, s'observant principalement chez les jeunes filles prédisposées par des tares héréditaires, et caractérisée par une diminution de la valeur globulaire du sang.

Deux choses sont à retenir dans cette définition. La première concerne l'anatomie pathologique de l'affection dont la lésion principale est une lésion sanguine ; la seconde concerne la prédisposition sur laquelle il est important d'insister. Nous verrons en effet qu'on ne naît pas chlorotique, mais on l'est en puissance ; on le deviendra plus tard sous l'influence d'un état organique spécial qui, grâce à certaines causes, rompant l'équilibre entre les dépenses et les profits, amène l'éclosion de la maladie.

Les conditions étiologiques qui influent sur le développement de la chlorose sont assez nombreuses.

On la voit apparaître dans tous les pays, un peu

plus fréquemment dans les grandes agglomérations qu'à la campagne. Elle s'occupe peu des conditions sociales et frappe indistinctement les riches qui suivent toutes les lois d'une hygiène sévère, et les pauvres que les nécessités d'une vie misérable préoccupent avant tout.

Elle suppose une prédisposition soit innée, soit acquise, laquelle est fournie par tous les états morbides, capables de troubler la nutrition générale, et particulièrement celle des vaisseaux et du sang.

Aussi la rencontrons-nous plus fréquemment chez la femme dont le sang est moins riche en hématies que chez l'homme. Elle apparaît chez elle à l'époque de la puberté, parce qu'à cet âge, d'importantes modifications ont lieu dans le système vasculaire, et aussi, parce que le développement des organes génitaux amène des besoins nouveaux dans son organisme. Cela suffit bien souvent comme cause occasionnelle, mais il peut s'y mêler d'autres facteurs, tels que la fatigue physique, le surmenage intellectuel, et, en général, toute perturbation violente du système nerveux.

Tout le monde connaît la teinte de visage particulière aux chlorotiques ; c'est une pâleur « cireuse » de la face, présentant parfois des tons verdâtres (χλῶρα χρώματα, d'Hippocrate). Elle est due, semble-t-il à la pauvreté du sang en hémoglobine ; celle-ci, très diluée, laissant passer les rayons verts.

Ces malades présentent tous les signes que l'on rencontre d'ordinaire chez les anémiques : dyspnée, palpitations, bourdonnements d'oreilles, céphalées, etc. La dyspepsie ne fait presque jamais défaut ; elle est due soit à l'hyperchlorhydrie, soit à l'hypochlorhydrie. Elle s'accompagne de vomissements dont la répétition fréquente provoque une dénutrition rapide. L'insommie, les troubles nerveux, existent la plupart du temps ; ces malades sont ordinairement des neurasthéniques. Les règles sont diminuées ou très abondantes, mais leur principal caractère est leur irrégularité.

Mollière et son élève, M. Leclerc, ont observé une certaine élévation de la température chez les chlorotiques.

Le cœur présente à l'auscultation des souffles doux, légers aux orifices et un souffle dans la région mésocardiaque que Potain considère comme un bruit cardio-pulmonaire. En palpant la jugulaire interne, entre les deux chefs du sterno-cléido-mastoïdien, on a une sensation de thrill, et, si l'on place le stéthoscope à cet endroit, on entend un bruit musical, ronflant, auquel les auteurs ont donné le nom de bruit de rouet.

Les modifications de densité du sang et les hypoplasies des vaisseaux expliquent, jusqu'à un certain point, ces signes cardio-vasculaires, ainsi que l'éréthisme tout à fait remarquable du système circulatoire.

On a prétendu que les poumons présentaient, à leur sommet, une certaine obscurité respiratoire. Nous croyons que les chlorotiques qui présentent de pareils symptômes ne sont pas loin d'être des bacillaires au début. Et, bien que beaucoup d'auteurs tendent aujourd'hui à ranger la chlorose dans le groupe des tuberculoses latentes, nous ne saurions admettre une si commode et si rapide identification.

Nous avons hâte, maintenant, d'arriver à la lésion fondamentale de la chlorose, lésion qui nous est dévoilée par l'examen du sang.

Si l'on pique, avec une aiguille flambée, la pulpe digitale d'une chlorotique, on remarque, d'habitude, que le sang est d'une couleur moins vive, moins brillante que normalement. Certains médecins ont même conseillé de recueillir la goutte de sang ainsi obtenue sur du papier buvard, afin d'en comparer la teinte avec celle d'autres taches dont la richesse globulaire est connue. On obtiendrait ainsi le degré de l'anémie avec une certaine approximation.

Le sang est remarquablement fluide, bien qu'il se coagule normalement. Sa densité a été trouvée diminuée par Devoto, Schmalz et Hammerschlag. Ces constatations ne font que confirmer les données de l'analyse chimique qui montrent la diminution de ses parties solides au profit de l'eau. Divers auteurs ont fait des hypothèses, toutes gratuites d'ailleurs, sur la diminution de la masse totale du sang chez les chlorotiques.

Les renseignements les plus importants nous sont fournis par la numération des globules rouges, faite parallèlement avec le dosage de l'hémoglobine. Nous avons trois choses à examiner à ce point de vue : le nombre des globules, la richesse globulaire et la valeur globulaire. Pour ce faire, nous adopterons, dans le cours de ce travail, les signes conventionnels de M. Hayem, et nous désignerons ces trois facteurs par les lettres N (nombre), R (richesse gl.) et G (valeur gl.). Nous avons dû, dans deux de nos observations, modifier cette manière de voir, et ceci pour des raisons purement matérielles.

La chlorose, avons-nous dit, est une anémie ; elle est donc caractérisée tout d'abord par une diminution des éléments figurés du sang. En effet, suivant que l'anémie est légère, moyenne ou intense, le chiffre des globules variera entre 5.300.000 et 1.662.000. Il est rare qu'elle arrive au chiffre de 937.360, que cite M. Hayem dans son *Traité du sang et de ses altérations anatomiques*. L'anémie est, en général, moyenne et oscille autour de 3.000.000. Mais les hématies sont profondément altérées dans leur forme et dans leur constitution chimique.

Dans leur forme : les globules sont petits ; leurs contours sont peu nets ; ils présentent parfois des éléments géants, mais très rarement.

Dans leur constitution chimique, ils sont pauvres en hémoglobine. A l'état normal, les globules rouges des individus d'une même espèce, contiennent, pour un nombre donné des quantités équivalentes d'oxyhémoglobine. Autrement dit, et pour nous placer à un point de vue plus pratique, à un nombre *n* de globules rouges, correspond un pouvoir colorant *n* qui exprime la teneur en hémoglobine. Ce rapport est constant chez l'individu sain, si bien que Bizzozero et d'autres ont pensé que le dénombrement exact des hématies fournirait en même temps les proportions d'hémoglobine.

Si ce parallélisme existe bien normalement, il est complètement détruit dans les états morbides et particulièrement dans la chlorose. Supposons, par exemple, que nous ayons pris 6 millimètres cubes de sang et que chaque millimètre cube contienne 3.774.000 globules. Nous avons obtenu à l'hémochromomètre de Hayem la teinte n° 4 qui correspond à une dilution faite avec 12.189.000 globules sains. La richesse globulaire R sera donc :

$$\frac{12.189.000}{6} = 2.031.333$$

C'est-à-dire qu'elle sera en déficit de 1.742.667. Cet abaissement de la richesse globulaire existe constamment dans la chlorose à des degrés différents d'intensité. Dans les cas légers : R = 2.679.000 pour N = 4.890.000. Dans les cas plus graves, R = 1.507.000 pour 2.900.000 globules.

Mais le caractère le plus pathognomonique de la lésion du sang dans la chlorose nous est fourni par l'examen de la valeur globulaire G, qui exprime la teneur d'un globule en hémoglobine. Ce chiffre, que l'on obtient en faisant le rapport de la richesse globulaire avec le nombre des globules $\frac{R}{N}$ est constamment inférieur à la normale. Ainsi, la normale étant 1, on aura dans l'exemple précédent :

$$\frac{R}{N} = \frac{2.031.333}{3.774.000} = G = 0.538$$

C'est là une notion qu'il faut tout toujours avoir présente à la mémoire lorsqu'on examine le sang des chlorotiques. Ce caractère n'existe jamais avec la même constance, ni avec la même netteté dans les autres lésions du sang. Ainsi dans l'anémie du troisième degré, il arrive que la valeur globulaire dépasse quelquefois la normale, à cause des éléments de grande taille qui abondent. Au contraire, plus l'hypoglobulie est intense dans la chlorose, plus la valeur globulaire devient faible. Et ceci est logique, si nous nous souvenons que les globules sont petits et pâles et qu'ils ont, par conséquent, deux raisons d'être pauvres en hémoglobine.

Le processus de réparation du sang dans la chlorose comprend, d'après Hayem, deux phases distinctes et successives : dans la première, les hématies se multiplient ; dans la seconde, elles se perfectionnent jusqu'à atteindre des caractères entièrement normaux.

Dans la première période, se produit la « crise hématique » caractérisée par la présence dans le sang d'un nombre considérable d'hématoblastes, qui se transforment peu à peu en globules nouveaux, petits, peu colorés et encore très imparfaits.

Dans la deuxième période, les globules s'accumulent encore à l'état jeune, jusqu'à ce que leur nombre atteigne ou dépasse la moyenne. Puis, peu à peu, ils reprennent leur aspect normal, leurs caractères physiologiques. La poïkilocytose disparaît, la valeur G augmente et se rapproche de l'unité et la guérison se produit lorsque le perfectionnement du sang est complet.

Il nous est facile de comprendre, maintenant que nous connaissons la lésion fondamentale de la chlorose, combien il était juste d'essayer les inhalations d'oxygène dans cette maladie. Pourquoi, en effet, le sang, au contact de l'oxygène presque pur, n'augmenterait-il pas ses globules ? Pourquoi l'hémoglobine n'assimilerait-elle pas plus facilement ainsi les éléments oxygénés indispensables à la vie des cellules ?

L'étude des effets physiologiques de ce gaz, nous montrera, jusqu'à quel point cet essai thérapeutique était indiqué.

CHAPITRE III

EFFETS PHYSIOLOGIQUES DES INHALATIONS D'OXYGÈNE

Les effets physiologiques des inhalations d'oxygène sont multiples ; nous en parlerons rapidement à un point de vue général, pour envisager plus particulièrement leur rôle dans l'hématopoïèse.

Les auteurs qui ont expérimenté l'oxygène sur eux-mêmes, ont presque tous éprouvé les mêmes symptômes : sensation de chaleur à la gorge, ivresse légère et fourmillement dans les extrémités. Nous-mêmes avons eu la curiosité de respirer un ballon d'oxygène de 12 litres, et, nous n'avons guère ressenti qu'une sorte de bien-être vague, avec une plus grande facilité de retenir la respiration.

Sous leur influence, la température s'élève très légèrement, les mouvements du cœur et les pulsations deviennent plus nombreux. L'émission et la réaction de l'urine ne subissent aucune modification d'après Aune; il en est de même des matériaux qu'elle renferme.

On a noté une excitation sensible de l'appétit ; c'est un fait que nous avons constamment observé chez nos malades. Suivant Ch. Richet, la sécrétion du suc acide de l'estomac, serait un phénomène d'oxydation qui se produirait sous l'influence d'oxygène cédé par le sang.

« Le sang est le grand camionneur de l'oxgyène », comme se plaisait à le répéter un de nos anciens maîtres les plus estimés. Puisque, grâce à l'hémoglobine contenue dans son réticulum, le globule sanguin fixe l'oxygène en présence de l'air normal, quelles modifications va-t-il subir, si nous augmentons sa dose de fluide vital ? C'est ce que nous allons étudier maintenant.

Demarquay avait déjà observé que le sang des plaies d'un animal, placé dans un milieu oxygéné, prenait une couleur plus foncée au bout d'un certain temps ; de rose elle devenait rouge vif, et, à l'autopsie, les organes hématopoïétiques étaient augmentés de volume. Observation superficielle, évidemment, mais qui n'en a pas moins son importance, si l'on veut bien songer qu'à cette époque, l'hématologie était encore à naître.

Mais, c'est dans la thèse[1] d'Aune que nous avons trouvé les renseignements les plus précieux et les plus scientifiques à cet égard.

Pendant quatre semaines, le Dr Aune se soumit au même régime alimentaire, fournit la même quantité de travail intellectuel et physique. Il ne prit de l'oxygène que dans le courant de la deuxième et de la troisième semaine. Dans une première série d'expériences, il établit le chiffre normal des globules rouges, des globules blancs et des hématoblastes ; la richesse du sang en hémoglobine. Dans une deuxième série d'expé-

[1] Paris, 1880.

riences, il étudie les modifications apportées aux éléments figurés du sang par les inhalations et, en dernier lieu, il a noté ce que devenaient ces éléments après la cessation des inhalations.

« **Première semaine.** — Des numérations faites pendant la première semaine, c'est-à-dire avant toute inhalation, il résulte que le chiffre moyen des globules rouges était de 5.001.133 par millimètre cube, celui des globules blancs de 4.056, ou de un globule blanc pour 1.234 globules rouges. La richesse individuelle de chaque globule en hémoglobine était de 0, 97, la moyenne physiologique étant supposée égale à 1. Les éléments que M. Hayem a décrits sous le nom d'hématoblastes, ont été comptés avec soin : la moyenne est de 248.833.

« **Deuxième semaine.** — Des diverses numérations faites pendant la période d'inhalations d'oxygène, il résulte que le nombre des globules rouges a subi une augmentation notable. Ce nombre, qui était de 5.000.000 à l'état normal, s'est élevé à 6.100.000 par une progression ascendante. En effet, dès le lendemain du jour où furent commencées les inhalations, c'est-à-dire le 17 février, on constatait une augmentation de 239.000 globules rouges, augmentation qui était de 470.000 le 19, de 580.000 le 20 et 700.000 le 21 février.

« Le 23 et le 24 février, les inhalations sont suspendues.

« Aussi, le 24 au matin, le nombre des globules rouges retombe brusquement de 5.704.000 à 5.084.000, chiffre normal. Reprise des inhalations le 25. Le 28, augmentation de 610.000 globules rouges, le 29, de 820.000 et le 1er mars, de 1.107.000.

« Le nombre des globules s'est progressivement élevé jusqu'à 6.107.000. C'est le chiffre le plus élevé que nous ayons obtenu, mais ce résultat est concluant, et il ne saurait y avoir le moindre doute sur l'action de l'oxygène. Ce qui est surtout remarquable, c'est la descente au chiffre normal, correspondant à la cessation des inhalations, puis l'augmentation progressive du nombre des globules rouges jusqu'à cessation définitive. »

L'auteur cherche à expliquer ce phénomène par deux hypothèses : ou bien l'augmentation des globules rouges est due à une destruction plus lente de ces mêmes globules, ou bien elle est due à une production plus active des éléments. Ces deux opinions nous paraissent également soutenables ; toutefois, la seconde nous semble préférable, contrairement à l'opinion de l'auteur. Il est, en effet, permis de supposer que le sang, en présence d'une plus grande quantité d'oxygène, est obligé de multiplier ses éléments, afin de présenter une plus grande surface oxygénophore.

Le Dr Aune continue ensuite l'exposé de ses expériences, par un tableau détaillé, montrant le résultat de ses examens du 17 février au 13 mars :

	Globules rouges.	Hématoblastes.	Globules blancs.
	—	—	—
17 Février.	5.239.000	235.600	6.290
19 —	5.471.500	285.200	3.250
20 —	5.580.000	275.900	4.650
21 —	5.704.000	269.700	4.000

	Globules rouges.	Hématoblastes.	Globules blancs.
	—	—	—
23 Février.	Suspension des inhalations.		
24 —	5.084.000	257.300	4.340
25 —	Reprise des inhalations.		
28 —	5.611.000	260.000	4.340
29 —	5.828.000	325.500	5.730
1er Mars.	6.107.000	248.000	5.580

Soit, en dix jours, une augmentation de 868.000 globules rouges. Les globules blancs et les hématoblastes ont subi une légère augmentation, mais si minime qu'elle n'a pas grande signification.

Pour ce qui est de la valeur globulaire, voici l'opinion du Dr Aune :

« La valeur individuelle de chaque globule rouge en hémoglobine qui était, à l'état normal de 0,97, est montée sous l'influence de l'oxygène à 1,04 en moyenne. Ce résultat nous démontre, d'une façon évidente, que l'oxygène a produit une augmentation dans la quantité de l'hémoglobine contenue dans le sang. »

Enfin, voici la dernière expérience de l'auteur, après cessation des inhalations, celle qu'on pourrait appeler l'expérience de contrôle.

« **Troisième semaine.** — La troisième série des numérations date de la cessation des inhalations. Ainsi qu'on le verra par le chiffre ci-après, le nombre des globules rouges est promptement revenu à l'état normal, et celui des globules blancs a légèrement augmenté. La valeur en hémoglobine qui était de 1,19, le lendemain de la dernière inhalation, est revenue à 1 quelques jours après.

« Voici, du reste, les résultats des deux dernières numérations :

	Globules rouges	Globules blancs	Richesse en hémoglobine.
	—	—	—
3 mars	5.117.000	238.700	1,10
—	5.084,000	248.000	1,00

« On le voit, l'influence de l'oxygène sur le sang est absolument certaine. »

Il nous resterait encore à étudier dans quelles conditions, et comment l'oxygène inhalé se fixe sur l'hémoglobine, et se dissout dans le plasma, et quelle est la dose de suroxygénation supportée par le globule sanguin. Ces questions très intéressantes, dépassant le but de ce travail qui est surtout envisagé au point de vue clinique, gagneraient à être étudiées au laboratoire, personne à notre avis, ne s'en étant occupé.

Nous allons examiner, dans les observations qui vont suivre, l'action thérapeutique des inhalations d'oxygène dans la chlorose, et nous verrons si les résultats correspondent à ceux que permet d'espérer l'étude des effets physiologiques.

CHAPITRE IV

OBSERVATIONS

Nous publions ici plusieurs observations de chlorotiques traitées par les inhalations d'oxygène. Nous regrettons de n'en avoir pu recueillir un plus grand nombre, bien que nos recherches aient porté sur plus de 250 observations de chlorotiques. Nous avons trouvé plusieurs fois l'oxygène mentionné dans le traitement, mais associé soit au fer, soit à l'arsenic. Personnellement, nous avons pu expérimenter sur deux malades : nous nous sommes efforcés, de prendre ces observations aussi complètes que possible. Nos malades ont absorbé 20 litres d'oxygène par jour, par la méthode de Kraft, c'est-à-dire en aspirant par une narine, l'autre étant fermée, et en expirant par la bouche. Pour l'examen du sang, nous nous sommes servi de l'hématimètre Hayem Nachet et de l'hémochromomètre de Hayem. Pour des raisons matérielles, nous avons employé l'hémoglobinimètre de Gower dans une de nos observations.

Observation I (résumée).

(Beddoës, *op. cit.* Première partie, p. 24.)

S. P..., dix-sept ans et neuf mois, accuse une langueur et une faiblesse générale, a des palpitations et de l'oppression au moindre effort ; elle est très pâle et très amaigrie ; pendant plusieurs mois auparavant, l'exercice, même modéré, faisait naître un œdème périmalléolaire, s'étendant même au pied, le soir spécialement : toux fréquente, douleur gastrique s'irradiant dans les côtés.

Anorexie, pouls, 112. La malade n'a jamais été réglée, et ignore les symptômes annonçant ce phénomène. Il y a deux ans et demi, elle commença à se plaindre et à se soigner, mais sans amélioration.

14 février 1795. — Nous lui prescrivons tous les jours de respirer un mélange de 3 volumes d'oxygène et de 17 volumes d'air.

18 février. — Aucune amélioration. Nous prescrivons alors un mélange de 7 d'oxygène et de 16 d'air.

23 février. — La malade ne dort plus et se plaint de chaleur générale intense; pouls à 125.

26 février. — Insomnie habituelle, toux augmentée, pouls, 120. Douleurs gastriques non diminuées. Nous donnons le premier mélange.

1er mars. — Nuit calme, sommeil, chaleur moins forte, toux moindre, pouls, 110.

6 mars. — La malade se plaint moins de l'estomac; appétit et forces augmentés. Aspect plus rassurant, toux plus rare, ainsi que la dyspnée et les palpitations. Sommeil normal.

15 mars. — L'amélioration continue: plus de toux ni de maux d'estomac. La malade fait 1 ou 2 kilomètres sans dyspnée ni palpitation.

20 mars. — Etat général bien meilleur, coloration normale des joues, des lèvres et des ongles. Pouls, 81. Toujours pas de menstruation, mais comme cette fonction est commandée par la tonicité du système artériel, elle reparaîtra, nous en sommes sûrs, avec la santé.

28 mars. — L'état général fait chaque jour des progrès; l'aspect est plaisant, et grande est la vigueur.

John Carmichael.

Birmingham, 29 mars 1795.

Observation II (personnelle).

(Prise dans le service de M. le Dr Beaurieux, médecin en chef de l'hôpital d'Orléans.)

Alphonsine F..., corsetière, dix-huit ans. Cette jeune fille entre à l'hôpital, dans le service de M. le Dr Beaurieux, très fatiguée par le travail qu'elle a dû fournir ces temps derniers. Ses antécédents héréditaires n'offrent rien de particulier; son père et sa mère n'ont jamais eu de maladies sérieuses; pas de tuberculose dans les collatéraux. Elle-même a eu la rougeole à six ans et, vers douze ans, une affection qui semble être une fièvre typhoïde atténuée.

Elle a été réglée à quatorze ans, et depuis, ses menstrues sont très irrégulières et s'accompagnent de certains troubles organiques. A l'époque de la puberté, elle dut s'aliter pendant quelques jours, mais elle n'eut pas, à proprement parler, de crise chlorotique.

A son entrée, la malade est pâle, elle a les yeux cernés; les muqueuses sont exsangues, décolorées. Elle accuse une sensation de lassitude générale, et se plaint de vertiges, de bourdonnements d'oreille ainsi que de fréquents maux de tête. Depuis une quinzaine de jours, elle a des insomnies ou des sommeils très courts, agités. Elle n'a plus d'appétit, et montre un dégoût profond pour la viande et pour le lait qui, dit-elle, lui donnent des vomissements. Lorsqu'elle marche un peu vite, elle éprouve des palpitations violentes. Elle s'est évanouie deux ou trois fois ; son pouls est petit, mais régulier; elle n'a jamais eu de fièvre. Enfin, elle tousse assez souvent la nuit, par quintes brèves.

On l'a traité déjà pour des troubles nerveux par le chloral et l'hydrothérapie, mais sans rien changer à son état. Les urines sont claires ; pas d'albumine.

Au cœur, elle présente un léger souffle systolique, variable dans les différentes positions que prend la malade. Souffle très doux dans les jugulaires.

Au poumon, pas de signe de bacillose ; respiration normale aux deux sommets.

L'examen du sang pratiqué le 2 septembre 1904, nous a donné :

Globules rouges	3.600.000
— blancs	5.580
Hémoglobine	0,4
Valeur globulaire	15. $\mu\mu$.gr.

Nous donnons alors à la malade le traitement suivant : inhalations d'oxygène 20 litres à prendre avant le repas, deux fois par jour. Lavements salés, frictions à l'alcool sur les membres inférieurs et le dos. Viandes saignantes, purée de légumes, lait.

4 septembre. — La malade est assez indocile pour suivre le traitement; un peu nerveuse, elle absorbe l'oxygène avec répugnance. Peu d'amélioration dans son état.

7 septembre. — La jeune fille est maintenant habituée aux inhalations ; elle accuse un mieux sensible ; elle est plus gaie, son visage a repris des teintes plus fraîches, mais l'appétit est encore faible.

10 septembre. — La malade mange avec plaisir les aliments qu'on lui donne ; ses troubles nerveux ont disparu,

et, à part quelques heures d'insomnie, elle passe d'excellentes nuits. On fait une nouvelle prise de sang, et nous constatons une augmentation de globules rouges, mais un état stationnaire de la valeur globulaire.

Globules rouges.	3.730.000
— blancs.	5.675
Hémoglobine.	0.4
Valeur globulaire	15. $\mu\mu$. gr.

14 septembre. — F... Alphonsine, va de mieux en mieux; elle se lève, cause avec ses voisines et demande qu'on lui augmente son régime. Elle digère très bien ; ses palpitations ont cessé.

18 septembre. — On fait une nouvelle prise de sang qui donne :

Globules rouges	3.956.000
— blancs	11.620
Hémoglobine.	0,05
Valeur globulaire	17 . $\mu\mu$. gr.

20 septembre. — Nous supprimons les inhalations d'oxygène à la malade ; son état est d'ailleurs très satisfaisant.

24 septembre. — Nous faisons encore une fois l'examen hématologique, et nous constatons alors que le chiffre des globules a diminué ainsi que la valeur globulaire. Malheureusement, nous avons égaré ces derniers résultats, sauf le nombre des globules rouges qui était 3.813.000.

1er octobre.— La malade quitte l'hôpital en bonne santé; depuis, elle n'a pas eu de nouvelle crise chlorotique nous dit-on.

Observation III (inédite).

Due à l'obligeance de M. Rome, interne des Hôpitaux de Lyon.

M... J..., âgée de seize ans, couturière, entre à l'Hôtel-Dieu, dans le service de M. le Dr Pic, pour faiblesse générale et troubles gastriques.

Père et mère bien portants ; quatre frères et sœurs en bonne santé ; pas de poitrinaires dans la famille.

La malade a eu une bonne santé dans l'enfance ; jamais de glandes, ni de maux de ventre. Elle est restée en Italie jusqu'à l'âge de dix ans, et est ensuite venue habiter Lyon avec sa famille.

Réglée depuis treize ans, toujours régulièrement, mais souvent les règles sont peu abondantes et douloureuses. Depuis la menstruation, la malade n'a pas une très bonne santé. Elle a des vertiges, des palpitations, de l'essoufflement au moindre effort, des maux de tête. Son teint avait pâli beaucoup. Depuis ce moment, elle travaille chez elle à la machine à coudre. Elle a dû souvent s'arrêter de travailler, parce qu'elle a des vertiges et de petites syncopes. Pour tous ces troubles, la malade a suivi, jusqu'à cette année, la consultation de M. Audry, à la Charité.

Elle entre pour ces différents symptômes auxquels se sont joints, depuis quinze jours, des troubles gastriques assez marqués. La malade qui, jusqu'alors, avait bon appétit et n'avait souffert que de douleurs vagues dans la région dorsale, a commencé à sentir des douleurs vives au creux épigastrique. Ces douleurs, qui persistent depuis une quinzaine de jours, surviennent ordinairement deux fois par jour, une première fois à 10 heures du matin, une seconde vers 4 heures du soir. Elles étaient assez vives, au point d'obliger la malade à se coucher. L'ingestion des aliments calme la douleur, qui dure d'ordinaire deux ou trois heures. L'appétit est un peu affaibli ; la malade aime surtout les mets épicés. Elle n'a pas vomi et n'a jamais eu d'hématémèse. Actuellement, jeune fille pâle, teint chlorotique ; muqueuses labiales et conjonctives décolorées.

La pointe du cœur bat dans le cinquième espace intercostal, en dedans de la ligne mamelonnaire. A l'auscultation, gros souffle systolique qui s'entend à la pointe, à l'appendice xiphoïde, mais présente son maximum à la région mésocardiaque. Ce souffle ne se propage pas dans l'aisselle, et son intensité varie pendant l'auscultation.

Souffle dans les vaisseaux du cou, pas de souffle oculaire. Pouls à 88, tension moyenne.

L'examen du tube digestif donne les symptômes suivants :

Langue humide, rosée, non saburrale. Dentition assez mauvaise. Au creux épigastrique, pas de ballonnement ; rien d'anormal à l'inspection. A la palpation profonde, on provoque une douleur qui reste très limitée, ne s'irradie pas dans le dos et paraît bien supportable. Le pincement de la peau et la palpation superficielle provoquent une douleur presque aussi intense. L'estomac ne paraît pas dilaté.

Abdomen non douloureux à la palpation, souple ; constipation depuis plusieurs mois ; jamais de glaires dans les selles. Le foie ne déborde pas les fausses côtes.

La malade tousse un peu depuis quelques jours, mais ne crache pas ; pas de dyspnée au repos. A la percussion du poumon, on a une submatité légère du poumon droit ; à l'auscultation, expiration prolongée. Dans le reste des deux poumons, la respiration a son timbre normal, mais la malade respire mal.

En outre, la malade se plaint de vertiges fréquents, de céphalée frontale bilatérale. Pas de tremblement des mains.

Pas d'ovarie, pas de troubles objectifs de la sensibilité, au niveau des membres. Au tronc, on constate, deux zones d'hyperesthésie : l'une au niveau de la région épigastrique, l'autre dans l'hypocondre gauche. Sensibilité normale ailleurs.

Réflexes normaux ; pas de rétrécissement du champ visuel.

Pas d'albumine dans les urines.

Nous avons alors pratiqué l'examen du sang, et nous avons trouvé :

Nombre de globules rouges. . .	2.046.000
Richesse globulaire	1.523.000
Valeur globulaire	0,74

14 novembre. — La malade se trouve mieux ; ses troubles gastriques ont cessé presque complètement.

Les muqueuses sont moins décolorées ; l'appétit est bon.

L'examen du sang, fait à cette époque, donne :

Globules rouges.	2.480.000
Richesse globulaire	1.962.229
Valeur globulaire	0,79

20 novembre. — M..., (Joséphine) a souffert un peu de l'estomac ; un régime léger lui a été ordonné, et ces troubles ont disparu. Elle se lève, a repris des forces ; elle n'éprouve plus de vertiges comme autrefois.

Un nouvel examen hématologique donne :

Globules rouges.	2.975.000
Richesse globulaire	2.436.614
Valeur globulaire	0,81

27 novembre. — La malade accuse un mieux très sensible ; elle songe même à sortir de l'hôpital, malgré nos observations. Le bruit de souffle de la région mésocardiaque a disparu, ainsi que le bruit de rouet des jugulaires.

L'examen du sang a donné :

Globules rouges.	3.234.000
Richesse globulaire.	2.695.630
Valeur globulaire	0,83

28 novembre. — Nous supprimons les inhalations d'oxygène à la malade qui est proposée pour la maison de convalescence de la Croix-Rousse.

3 décembre. — Nous faisons un dernier examen hématologique et nous constatons, à la suite de la suppression des inhalations, une diminution du nombre des globules rouges.

Globules rouges.	3.054.000
Richesse globulaire	2.528.000
Valeur globulaire	0,82

La malade est encore pâle, mais les muqueuses sont plus colorées. D'ailleurs, elle est italienne et nous dit qu'elle a toujours eu le teint mat particulier à sa race. Elle n'a plus de troubles gastriques, mange avec plaisir, et se lève toute la journée pour s'occuper à de menus travaux. Les souffles mésocardiaques et les souffles des jugulaires ont complètement disparu[1].

Observation IV

(M. F. Hervé, interne des Hôpitaux de Bordeaux.)

B... (Marie-Louise) âgée de dix-neuf ans, exerçant la profession de femme de chambre, entre à l'hôpital Saint-André, salle 4, service de M. le Dr Lande, se plaignant de maux d'estomac, d'essoufflement, de fatigue générale.

Les antécédents héréditaires de la malade ne fournissent rien d'intéressant ; elle a plusieurs frères et sœurs bien portants.

Ses antécédents personnels mêmes ne nous intéressent

[1] Au moment de mettre sous presse, nous apprenons que la malade a augmenté de 2 kil, 500 pendant son séjour à l'hôpital

guère ; à peine à signaler une rougeole vers l'âge de dix ans Elle fut toujours, nous dit-elle, d'une constitution chétive et maladive.

Elle n'est pas mariée et n'a jamais eu d'enfants. Le début de l'affection qui l'amène à l'hôpital remonte à l'âge de six ans. A ce moment, la malade se plaignait d'une faiblesse générale, d'une grande lassitude et de dyspnée au moindre effort. Admise à l'hôpital et soumise à un traitement régulier aux quinquinas et aux amers, elle en sortit améliorée quelques semaines après. Ce mieux ne dura pas et la malade dut revenir à l'hôpital à d'assez courts intervalles. C'est dans ces conditions qu'elle entre salle 4, le 8 décembre 1896.

C'est une jeune fille assez maigre, d'un teint jaunâtre, avec légères rougeurs des joues ; les lèvres et les conjonctives sont décolorées, les paupières légèrement bouffies. D'un naturel triste, timide, la jeune fille répond avec peine aux questions qui lui sont posées ; elle semble préoccupée et très accablée par son état ; aussi est-elle irritable et très excitable, se plaignant de maux de tête et de vertiges. C'est de mauvais gré qu'elle permet l'examen des divers appareils.

La malade mange très peu, elle a surtout du dégoût pour les viandes mais mange avec plaisir les mets vinaigrés ou fortement épicés. Aussitôt après les repas, elle se plaint d'étouffement, d'oppression, de poids au niveau de l'estomac en même temps que de bouffées de chaleur. La digestion, très lente, est encore compliquée d'une constipation intense.

L'appareil respiratoire est en bon état ; on trouve cependant, en auscultant avec soin, une diminution du murmure vésiculaire, au niveau de la fosse sus-épineuse gauche. Réglée à quatorze ans, la malade le fut d'une manière très irrégulière : les menstrues étaient pâles et duraient peu; dans l'intervalle des règles, il existait peu ou point de pertes blanches.

L'urine sécrétée en vingt-quatre heures est de 1 litre et demi environ ; elle est jaune pâle, d'une densité de 1,017, renfermant 15 gr. 50 d'urée par litre, 1 gr. 40 d'acide phosphorique et 10 gr. 20 de chlorure sans trace d'albuminurie ni de sucre, mais contenant un peu d'indican.

L'examen de l'appareil circulatoire nous révèle quelques signes plus intéressants. Et d'abord le cœur, rien d'anormal ni à la vue ni à la percussion ; la palpation indique une forte énergie des battements cardiaques ; l'auscultation n'indique rien d'anormal, ni à la pointe, ni à l'appendice xiphoïde, ni à droite du sternum ; mais, au foyer d'auscultation de l'artère pulmonaire, il existe un souffle doux, assez fort, systolique, dont le maximum est dans le troisième espace intercostal gauche, en dehors du sternum, souffle qui disparaît en partie dans la position assise.

L'examen des artères ne révèle rien de particulier, mais il n'en est pas de même de l'examen des veines. Au cou, entre les deux chefs du sterno-cléido-mastoïdien, on entend très nettement le bruit de diable.

L'examen du sang, pratiqué au laboratoire des cliniques, a donné :

Globules rouges.	2.728.000
Richesse globulaire.	2.216.306
Valeur globulaire	0,81
Globules blancs normaux.	

En présence de ces signes, on porta le diagnostic de chloro-anémie.

Et le 11 décembre, la malade fut soumise au traitement : inhalations d'oxygène suivant notre méthode. Au bout de quinze jours de ce traitement, l'examen numérique des globules rouges a donné 3.438.000 globules (28 décembre 1896), soit une augmentation de 710.000 globules, dont la valeur globulaire atteignait 0,91.

Le 11 janvier 1897, la malade demandant à sortir de l'hôpital, l'examen du sang a donné 3.689.000 globules rouges, soit une augmentation totale depuis son entrée et après un mois de traitement, de 961.000 globules, tandis que la valeur globulaire en hémoglobine atteignait le chiffre de 0,98. . .

L'état de la malade était alors des plus satisfaisants, elle mangeait avec grand appétit, la digestion se faisait facilement, et ne s'accompagnait pas de ces pesanteurs à l'estomac et de ses maux de tête persistants. Le caractère était devenu bien moins aigri, et c'est avec amabilité que la malade répondait aux questions qui lui étaient posées.

Le souffle au niveau de l'artère pulmonaire avait diminué d'intensité ; mais le bruit de diable persistait encore.

Nous avons eu l'occasion de revoir notre malade quelque temps après, l'amélioration persistait, et elle a pu, sans inconvénient, reprendre son travail.

Observation V

(Idem.)

D... Angèle, dix-huit ans, domestique à Bordeaux, depuis l'âge de quatorze ans, entre à l'hôpital Saint-André dans le service de M. le Dr Lande, pour une faiblesse générale, s'accompagnant de troubles gastro-intestinaux.

Son père est bien portant ; sa mère est décédée, à l'âge de quarante-huit ans, d'une affection pulmonaire. Elle a perdu une sœur, âgée de quinze ans, de méningite aiguë ; un frère est en bonne santé, mais d'une constitution assez faible et d'un teint très pâle. Elle même a été rarement malade dans son enfance, à part une coqueluche et une rougeole. Elle a été réglée à quatorze ans, mais d'une manière très irrégulière ; les menstrues étaient peu abondantes, s'accompagnaient de douleurs dans le bas-ventre, sans flueurs blanches.

L'affection qui l'amène remonte à deux mois environ. Depuis ce moment la malade est essoufflée au moindre travail; elle a dû abandonner sa place pour se retirer chez ses parents.

L'appétit a complètement disparu, et D..: (Angèle), qui autrefois mangeait suffisamment, n'a plus de goût que pour les piments, les cornichons, les mets vinaigrés ou fortement épicés. Après le peu d'aliments qu'elle a pris, elle se sent des lourdeurs de tête, a des éructations et des épistaxis fréquentes. Notons qu'une constipation opiniâtre vient compléter les troubles digestifs. Le caractère de la malade s'est aigri, elle est devenue maussade et apathique.

C'est dans ces conditions qu'elle entre à l'hôpital le 26 avril 1897.

Nous ne noterons rien de particulier à l'examen de cette malade, sinon qu'elle présentait un teint pâle, cireux, et qu'à l'auscultation, on trouvait un souffle systolique au foyer de l'artère pulmonaire, et un bruit de diable surtout marqué du côté droit.

Les urines sécrétées en vingt-quatre heures étaient de 1 l. 300, d'une densité de 1 gr. 017 ; renfermant par litre 15 grammes d'urée, 95 centigrammes de phosphates, 11 gr. 20 cg. de chlorures, sans albumine, ni sucre, ni pigments biliaires.

L'examen du sang, fait au laboratoire des cliniques a donné :

Globules rouges	2 906.000
— blancs	2.800
Valeur globulaire	0,34

Les globules rouges sont de très petit volume.

La malade est soumise au traitement dès le lendemain.

Une amélioration notable de la malade se manifeste dans son état général, et, le 7 mai, un nouvel examen de sang donne :

Globules rouges	3.121.000
Valeur globulaire	0,44

» Soit, en dix jours, une augmentation de 115.000 globules rouges, tandis que la valeur globulaire allait de 34 à 44 centigrammes.

Le poids de D... augmentait également de 58 kilogrammes, le 27 avril ; à 58 kg. 975, le 10 mai.

Malheureusement, malgré notre avis, la malade, se sentant notablement améliorée, se dit guérie et veut absolument sortir le 10 mai ; de sorte que notre observation est un peu incomplète.

Observation VI

(Idem.)

P... (Marie), seize ans, domestique, entre le 29 janvier 1897 à l'hôpital Saint-André, dans le service de M. le Dr Lande pour « maux d'estomac et faiblssse générale ».

Son père est mort assez rapidement à l'âge de quarante-cinq ans, à la suite d'une affection aiguë des voies respiratoires ; l'une de ses sœurs est anémique, sa mère est bien portante.

Elle-même n'a jamais été malade ; elle a été réglée à onze ans, d'une façon régulière, sans douleur, mais très abondamment, jusqu'au début de l'affection qui l'amène à l'hôpital.

Celle-ci a débuté en 1894. La malade a, depuis cette époque, perdu complètement l'appétit ; elle ne mange que des mets vinaigrés ou fortement épicés ; sa soif a augmenté, la malade prend une plus grande quantité de boissons plus ou moins alcoolisées. Le sens du goût même est dépravé ; la malade a mangé du poivre et du café en grains, du charbon, du papier, etc.

Elle se plaint de douleurs au niveau de l'épigastre ; elle vomit aussitôt après le repas une grande partie des aliments qu'elle a pris. Enfin, depuis deux ans environ, la malade a des éructations fréquentes, acides ; la constipation est habituelle et très tenace.

Comme nous le disions tout à l'heure, les règles ont aussi varié ; elles sont très irrégulières, retardent, avancent, disparaissent quelquefois pendant deux ou trois mois ; elles sont peu abondantes, mais durent longtemps. Enfin des flueurs blanches très abondantes se montrent dans l'intervalle des deux époques menstruelles.

Des épistaxis fréquentes viennent encore inquiéter notre malade dont le faciès pâle concorde mal avec une adipose, assez marquée, mais que vient confirmer une décoloration très accentuée des conjonctives et un léger œdème malléolaire.

Un détail important que nous signale la malade, c'est qu'elle habite dans un quartier pauvre, une maison recevant peu d'air et de lumière.

L'estomac semble augmenté de volume, la palpation est douloureuse.

L'appareil pulmonaire est sain.

La malade rend 700 centimètres cubes d'urine en vingt-quatre heures, d'une densité de 1 gr. 025, ne renfermant ni sucre, ni albumine, ni pigment biliaires ; contenant par litres 31 gr. 50 d'urée, 2 gr. 90 de phosphates, 7 gr. 80 de chlorures.

Le cœur bat normalement ; il existe un souffle systolique au niveau du foyer d'auscultation de l'artère pulmonaire ; et un bruit de diable très net, surtout entre les deux chefs du sterno-cleido-mastoïdien droit.

L'examen du sang n'a pu être pratiqué que le 15 février 1897 ; il a donné

Globules rouges	2.991.000
Valeur globulaire	0,20

La malade commence le traitement dès le lendemain. La constipation est opiniâtre, malgré les lavements quotidiens ;

elle ne cède qu'aux irrigations intestinales à l'eau de Seltz, car, pour ne point fatiguer l'estomac, nous nous abstenons de purgatifs par la voie buccale. La malade mange peu, a de la flatulence après le repas et, malgré nos conseils, reste au lit une bonne partie de la journée.

Cependant, un nouvel examen de sang fut pratiqué et donna comme résultats :

Globules rouges	3.347.750
Globules blancs	23.250
Valeur globulaire	0,33

Soit une augmentation de 356.750 globules rouges, et de 0,13 en valeur globulaire.

Malgré ce mieux, les douleurs au creux épigastrique continuaient ; les vomissements n'existaient plus, mais les règles étaient supprimées depuis deux mois environ.

La constipation, toujours opiniâtre, amenait des douleurs dans la fosse iliaque gauche ; les matières fécales très dures, étaient souvent recouvertes d'un dépôt sanguin léger.

Le 15 mars, les règles reparurent plus abondantes et durèrent deux jours environ.

Un troisième examen hématologique, fait le 22 mars, donnait :

Globules rouges	3.906.000
Valeur globulaire	0,40

Soit, depuis le dernier examen, une augmentation de 558.250 globules rouges et de 0,07 en valeur globulaire, et, depuis le début, 915.000 globules rouges et 0,17 de valeur globulaire, après un traitement d'un mois et six jours.

Les troubles signalés s'amendèrent peu à peu, et la malade quittait l'hôpital pour se placer à la campagne, le 9 avril.

Le quatrième examen du sang donnait :

Globules rouges	4.104.000
Valeur globulaire	0,60

Soit une augmentation totale, en moins de deux mois de traitement de 1.113.000 globules, dont la valeur globulaire était portée de 0,20 à 0,60, c'est-à-dire avec une augmentation de 0,40.

Nous avons revu notre malade un mois après son départ environ; elle a toujours le teint pâle, les conjonctives à peine colorées, mais son appétit est à peu près revenu; elle ne vomit plus, souffre très rarement de l'estomac. Enfin, ses règles sont revenues le 16 avril, c'est-à-dire un mois environ après celle de mars, et ont duré quatre jours. L'amélioration continue donc; la malade se livrant, sans grandes fatigues, au nombreux travaux que demande sa profession.

Enfin, il nous faut ajouter que le poids de la malade, lors de son entrée à l'hôpital, était de 58 kilogrammes, tandis qu'il était de 60 kilogrammes à sa sortie, c'est-à-dire avec une augmentation de 2 kilogrammes.

Observation VII

(Idem.)

Mlle X..., dix-huit ans, entre le 31 mai à l'hôpital Saint-André, dans le service de M. le Dr Lande, avec des signes très nets de chlorose, compliqués de troubles gastriques depuis quelques mois.

On trouvait dans les antécédents de cette malade des faits de tuberculose familiale ; son père avait succombé à une affection chronique des voies respiratoires, à l'âge de quarante ans, un frère était vraisemblablement mort de méningite tuberculeuse à l'âge de dix ans.

L'examen des urines donnait une quantité à peu près normale, renfermant les éléments normaux en quantité suffisante ; pas d'éléments anormaux ; à peine quelques races d'albumine.

L'examen du sang donnait le 2 juin.

Globules rouges.	3.410.000
Richesse globulaire.	1.246.672
Valeur globulaire	0.365

La jeune fille soumise aussitôt au traitement se trouva fort améliorée au bout de quinze jours ; l'appétit était revenu ; les digestions étaient faciles.

Un deuxième examen de sang fut pratiqué le 12 juin ; mais la malade voulut absolument partir le dimanche 13 juin, incomplètement guérie.

L'examen a donné :

Globules rouges.	3.723.000
Valeur globulaire	0,45.

Observation VIII (résumée).

(Idem.)

P:.. Anna, dix-neuf ans, domestique, entre le 11 mai, dans le service de M. le Dr Lande à l'hôpital Saint-André, pour fatigue générale, maux de tête, insomnies, inappétence, vomissements et constipation.

Père mort d'une fluxion de poitrine, mère rhumatisante. La malade a eu une fièvre typhoïde à douze ans. Première crise chlorotique à l'âge de quatorze ans.

Elle s'est placée ensuite comme domestique, mais a dû quitter son service pour entrer è l'hôpital.

Jeune fille pâle, lèvres et conjonctives décolorées. Plus d'appétit, vomissements fréquents, digestions longues et s'accompagnant de céphalées. Réglée à seize ans, très irrégulièrement.

Il existe un seuffle systolique très fort au niveau du deuxième espace intercostal gauche.

L'examen du sang pratiqué le 12 mai, a donné :

Globules rouges.	2.498.000
Richesse globulaire.	1.108.153
Valeur globulaire	0.44.

Le poids de la malade était alors de 55 kilogrammes.

Ses urines (1 lit. 300 par 24 heures), renfermant 16 grammes d'urée, 1 gr. 60 de phosphates, 10 grammes de chlorure et une grande quantité d'indican.

La malade est soumise au traitement.

Le 29 mai, l'examen hématologique donnait :

Globules rouges.	3.025.000
Richesse globulaire.	1.662.000
Valeur globulaire	0,54.

L'état général s'améliorait simultanément, l'appétit revenait peu à peu, les digestions étaient plus faciles ; mais le teint pâle, cireux, subsistait encore.

Le 11 juin, un troisième examen de sang donnait :

Globules rouges.	3.224.000
Richesse globulaire.	2.995.073
Valeur globulaire	0,91.

Soit, en un mois, une augmentation de 726.000 globules dont la valeur globulaire en hémoglobine était portée de 0,44 à 0,91, c'est-à-dire avec une augmentation de 0,47.

Le 15 juin, la malade quitte l'hôpital, bien améliorée quant à son état général, entièrement guérie des céphalées et des troubles gastriques.

Ce qui nous démontre bien que notre malade se nourrissait mieux, c'est que ses déchets augmentant (4 grammes d'urée et 3 grammes de chlorures à sa sortie), son poids montait de 55 kilogrammes à 56 kil. 250 ; par conséquent, perdant plus qu'au début et augmentant quand même de poids, il fallait qu'elle assimilat davantage.

CHAPITRE V

ANALYSE DES RÉSULTATS

Les résultats que nous avons obtenus sur les chlorotiques, en les soumettant aux inhalations d'oxygène, semblent se prononcer nettement en faveur de ce traitement. Après l'avoir suivi pendant une durée de quinze jours à deux mois, nos malades ont été améliorées dans leur état général.

Nous insistons surtout sur ce fait que l'appétit augmentait, et que, toutes les fois que nous avons eu des vomissements, ils ont cessé après deux ou trois séances d'inhalations, ainsi que le disait, d'ailleurs, le professeur Hayem.

Les fonctions menstruelles reprenaient leurs cours normal ; les souffles cardiaques s'amendaient ou disparaissaient, le caractère n'était plus maussade, la neurasthénie faisait place à une santé morale parfaite.

Enfin, fait très important, les globules rouges devenaient plus nombreux, et la richesse globulaire augmentait. D'après les cinq observations de M. Hervé, l'augmentation des globules rouges est, en moyenne, de 657.400, la valeur globulaire s'accroît dans le même temps de 0,22, et la richesse globulaire de 1.253.794.

« D'après nos recherches aussi ; dit M. Hervé, il semble que l'augmentation des globules rouges, se fasse sentir surtout pendant les premières semaines, pour diminuer plus tard ; la valeur globulaire en hémoglobine paraît, au contraire, suivre une marche sinon absolument opposée, du moins, un peu différente ; elle augmenterait un peu plus lorsque les hématies auraient modéré leur accroissement. »

Il nous faut maintenant répondre à diverses objections qui pourraient nous être posées.

1° Puisque la transformation de l'hémoglobine en oxyhémoglobine a lieu dans une atmosphère ne contenant que 15 pour 100 d'oxygène, il semble douteux que les inhalations de ce gaz augmentent la richesse en hémoglobine. Dans la chlorose, ce n'est pas l'oxygène qui manque, c'est la quantité d'hémoglobine nécessaire pour la fixer. C'est donc comme si l'on offrait un excellent dîner à un cachectique sans appétit, pour remonter ses forces.

Nous répondrons à cela que, s'il est vrai que l'hémoglobine absorbe l'oxygène dans une atmosphère contenant seulement 15 pour 100 de ce gaz, il peut en être autrement dans les états pathologiques. Et nous dirons avec Zuntz que le taux de l'oxygène dans les alvéoles pulmonaires qui est de 15 pour 100, s'élève par les inhalations à 95 pour 100. Une partie de ce gaz que l'hémoglobine ne pourra fixer se dissoudra dans le sérum pour constituer des réserves futures. Ainsi, on pourra arriver à quadrupler la teneur en oxygène du sérum (qui est de 0.5 à 0,6) et on réalisera un gain considérable. Et, pour reprendre la comparaison de tout à l'heure, ce ne sera pas un excellent dîner offert à un cachectique, mais bien un aliment choisi évitant les longues digestions, supprimant les déchets ;

2° On peut objecter également que l'amélioration produite par l'oxygène est aussi bien due au repos qu'à toute autre thérapeutique.

Cela est peut-être vrai pour les symptômes généraux, mais c'est incontestablement faux pour l'hématopoïèse. Chez deux de nos malades, en effet, nous avons supprimé pendant un certain temps les inhalations, sans changer les autres conditions de l'expérience et, immédiatement le nombre des globules et la valeur globulaire ont diminué.

Il nous semble donc bien que l'influence des inhalations d'oxygène est hors de doute dans l'hématopoïèse. Est-ce directement, est-ce par l'euphorie générale des organes que l'oxygène agit sur le sang ? Nous n'avons pas assez complètement élucidé cette question pour y répondre : nous nous bornons à constater simplement le fait clinique ;

3° Enfin on pourrait nous reprocher les effets passagers de l'oxygène sur l'hématopoïèse. Il nous semble bien, en effet, que les inhalations ne sauraient préserver les malades contre de nouvelles crises chlorotiques : elles ne constituent pas un remède spécifique.

Mais, dans tous les cas, elles sont un utile adjuvant du fer, et permettent de soutenir efficacement les malades, dont les troubles gastriques ne permettent pas l'emploi de la médication martiale. Elles contribuent, pour leur part, à la rénovation sanguine.

Elles sont d'un usage simple et facile, et ne présentent aucun danger, malgré les assertions de certains auteurs, Lorsque le rein ne fonctionnera pas bien, lorsque l'appareil digestif sera troublé, lorsqu'on craindra les effets d'accumulation qui peuvent se produire avec le protoxalate, on pourra les employer sans craindre d'intoxications.

On a dit que les inhalations d'oxygène ne vaudront jamais le grand air des montagnes et des bords de la mer. C'est possible, mais il y aurait quelque ironie à proposer ce traitement aux malades indigents qui viennent à l'hôpital, d'autant plus que le repos est un des facteurs importants de la guérison.

En terminant ce travail, nous espérons avoir répondu, dans la mesure bien faible de nos moyens, au désir que notre maître, M. le professeur Soulier exprimait dans son *Traité de thérapeutique :*

« Avant de prendre mon parti de toutes les contradictions apparentes entre les résultats expérimentaux et les faits cliniques, d'admettre que ces derniers ont été mal observés ; j'attends des expériences faites sur les malades et, jusqu'à nouvel ordre, je n'en persiste pas moins à croire que les inhalations d'oxygène, sont capables de résultats utiles, parce qu'elles peuvent, en tout cas agir comme excitants. Il est possible que, de cette excitation, résultent le fonctionnement meilleur d'un organisme ; une nutrition améliorée. Enfin, n'oublions pas que, dans quelques cas, une action sédative se produit. »

CONCLUSIONS

I. Les inhalations d'oxygène ont une influence très nette sur l'hématopoiëse dans la chlorose : elles augmentent le nombre des globules rouges ainsi que la valeur globulaire.

II. L'état général des chlorotiques est rapidement amélioré par ce traitement. Il exerce une influence heureuse sur les fonctions digestives ; il excite sensiblement l'appétit. Son action particulière sur les vomissements est à noter.

III. Les inhalations d'oxygène sont d'un usage simple et facile : elles ne présentent aucun danger. La dose moyenne est de 20 litres par jour, mais elle peut être augmentée sans inconvénient suivant l'avis du médecin. Les inhalations seront faites par la méthode de Kraft.

IV. L'oxygène ne constitue pas un remède spécifique de la chlorose : pour que ses bons effets soient durables, il faut l'associer au fer. Il facilite l'administration de ce médicament non seulement en favorisant la nutrition générale, mais en contribuant, pour sa part, à la rénovation sanguine.

V. Ce traitement s'adresse plus particulièrement aux chlorotiques présentant des troubles gastriques, surtout aux malades indigents, soignés dans l'atmosphère d'une salle d'hôpital.

BIBLIOGRAPHIE

ARNOZAN, Précis de thérapeutique, 1901.

AUNE, th. de Paris, 1880.

BESANÇON et LABBÉ, Traité d'hématologie, 1904.

COLLET, Précis de pathologie interne, 1903.

DEBOVE et ACHARD, Manuel de thérapeutique médicale, 1902.

DEMARQUAY, Essai de pneumatologie médicale, Paris, 1866.

DIEULAFOY, Manuel de pathologie interne, 1901.

DOREAU, th. de Paris, 1881.

DUJARDIN-BEAUMETZ, Leçons de clinique thérapeutique, 1891.

GILBERT, Des causes et du traitement de la chlorose (Gazette hebdomadaire, 1890)

HAYEM, Effets physiologiques des inhalations d'oxygène (Gazette hebdomadaire des hôpitaux de Paris, 1880, page 684).

— Des effets physiologiques et pharmacothérapiques des inhalations d'oxygène (Compte rendu de l'Académie des sciences, 2 mai 1881).

— Leçons sur les modifications du sang, 1882.

— Du sang et de ses altérations anatomiques, 1889.

— Leçons sur les maladies du sang, 1900

HÉDON, Précis de physiologie, 1901.

HERVÉ, De quelques effets physiologiques des inhalations d'oxygène, considérées au point de vue de leur action sur les globules sanguins dans la chlorose (Journal de médecine de Bordeaux du 16 janvier 1898).

Millingen, Communication sur l'oxygène (Archives générales de médecine, 1re série, 4e année, t. X, 1826).
Moriez, th. d'agrégation, Paris, 1880.
De Smythère, Emploi du gaz oxygène dans le choléra (Compte rendus de l'Académie des sciences, 1868).
Soulier. Traité de thérapeutique et de pharmacologie, 1891.
Zuntz, Société de médecine berlinoise, 1er mai 1901.

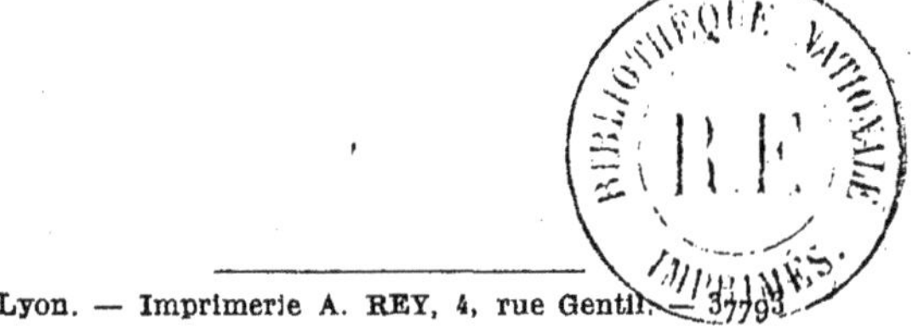

Lyon. — Imprimerie A. REY, 4, rue Gentil. — 37793

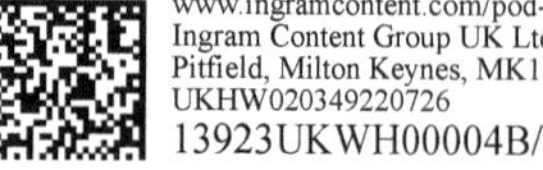

www.ingramcontent.com/pod-product-compliance
Ingram Content Group UK Ltd.
Pitfield, Milton Keynes, MK11 3LW, UK
UKHW020349220726
13923UKWH00004B/1593

9 782019 284749